DU TRAITEMENT MÉTHODIQUE

DU TÉTANOS

PAR LA FÈVE DE CALABAR

OU

SON PRINCIPE ACTIF L'ÉSÉRINE

PAR

Émile PISSOT

Docteur en médecine de la Faculté de Paris,
Ancien externe des hôpitaux de Paris,
Ancien interne de l'hôpital du Havre.

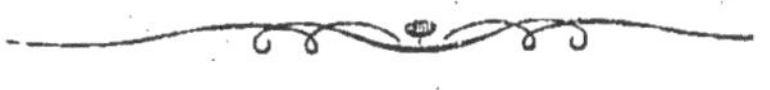

HAVRE
IMPRIMERIE DU COMMERCE
3, RUE DE LA BOURSE, 3

1885

DU TRAITEMENT MÉTHODIQUE

DU TÉTANOS

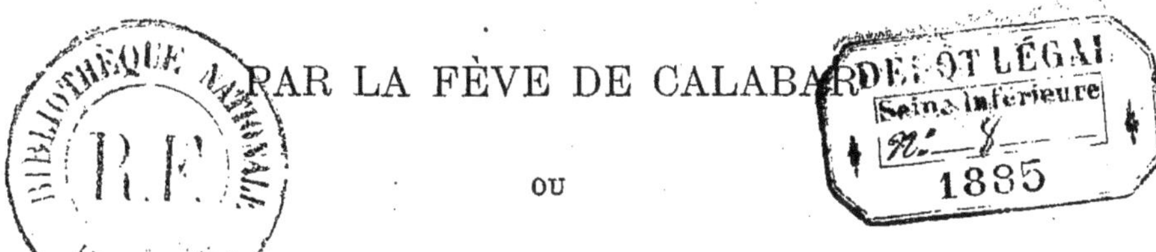

PAR LA FÈVE DE CALABAR

OU

SON PRINCIPE ACTIF L'ÉSÉRINE

PAR

Émile PISSOT

Docteur en médecine de la Faculté de Paris,
Ancien externe des hôpitaux de Paris,
Ancien interne de l'hôpital du Havre.

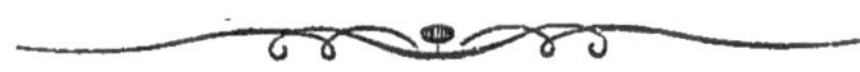

HAVRE
IMPRIMERIE DU COMMERCE
3, RUE DE LA BOURSE, 3

1885

MEIS ET AMICIS

DU TRAITEMENT MÉTHODIQUE

DU TÉTANOS

PAR LA FÈVE DE CALABAR

OU

SON PRINCIPE ACTIF L'ÉSÉRINE

AVANT-PROPOS

Depuis une vingtaine d'années on s'est beaucoup occupé du traitement du tétanos par la Fève de Calabar. De nombreuses expériences et d'importantes recherches ont été faites, mais malheureusement, celles-ci, n'ont pas toujours donné les résultats que l'on était en droit d'attendre. Aussi, cliniciens et physiologistes n'ont-ils pas été constamment d'accord sur l'emploi de ce médicament, et nombre d'entre eux ont-ils douté de sa réelle efficacité.

Notre intention n'est point ici de trancher complètement la question et d'affirmer en principe que la Fève de Calabar guérit toujours l'affection tétanique. Notre but est plus modeste. Nous voulons seulement ajouter, aux observations déjà publiées, deux cas inédits de tétanos guéris par l'ésérine, employée en solution fraîchement préparée et à dose progressivement croissante, jusqu'à résolution musculaire. Ces deux cas contribueront nous l'espérons, à établir d'une façon plus affirmative, les propriétés encore contestées de la Fève de Calabar.

Un de nos amis, M. le Dr Maestrati, préconisant le traitement du tétanos par l'hydrate de chroral, publiait dernièrement deux observations de malades soignés par l'ésérine dans le service de M. Th. Anger, et, en présence de la nullité du résultat obtenu, concluait à l'inefficacité complète de notre médication. Nous avons pu recueillir, alors que nous étions externe à l'hôpital Cochin, ces deux observations, et il nous sera facile, dans le courant de notre travail, de prouver que les bases sur lesquelles reposent les conclusions de notre ami sont fausses, attendu que l'emploi du médicament n'a pas été fait, et la dose administrée suivant la méthode qui nous a donné de si bons résultats.

Pendant notre internat à l'hôpital du Havre, il nous a été permis de suivre avec le plus grand soin un cas de tétanos traité et guéri par l'ésérine donnée en injections hypodermiques. Les bons résultats obtenus que nous n'hésitons pas à attribuer à ce médicament, et une autre observation, également inédite d'affection tétanique, traitée par la même méthode, observation qui nous a été communiquée par notre excellent maître M. le Dr Fauvel nous ont engagé à en faire le sujet de notre thèse inaugurale.

HISTORIQUE

Avant 1864 l'emploi thérapeutique de la Fève de Calabar était assez restreint. Le succès, sinon complet, du moins relatif, que l'on avait obtenu par ce médicament, dans certains cas de névralgies (Fraser), d'épilepsies, de contracture spasmodique ou mieux encore de mydriase atropique, avait laissé entrevoir l'action efficace qu'il pourrait exercer sur le système nerveux tout entier, et plus particulièrement sur les nerfs moteurs. Holmes Coote, médecin de l'hôpital St-Bartholomée, de Londres, fit le premier cette remarque, et résolut, dès lors, de traiter le tétanos par la Fève de Calabar. Cependant, ayant obtenu une amélioration notable dans des cas précédents grâce au chlorhydrate de morphine, Coote ne voulut pas se risquer à employer la Fève de Calabar seule, et dans le traitement, associa les deux médicaments. En sorte que la première expérience faite ne fût pas concluante.

A cette même époque, le professeur Miller, d'Edimbourg, consacrant un article à la Fève de Calabar, fit remarquer que ce médicament pourrait, en raison de ses propriétés physiologiques, être utilisé dans l'affection tétanique ; mais l'occasion ne s'offrit pas à lui de vérifier son hypothèse, et nul alors ne mit en pratique ses recherches.

Ce n'est que deux ans plus tard (1866), que Watson (de Glasgow), pour la première fois, employa seule la

Fève de Calabar dans un cas de tétanos traumatique et dans les circonstances suivantes :

Une jeune fille de treize ans, entre le 12 novembre 1866, à l'Hôpital Royal, pour une plaie contuse du gros orteil. Six jours après l'accident, elle est prise de trismus, et d'opisthotonos. La rigidité est telle que le médecin résidant administre le chloroforme en inhalations. Les inhalations soulagent la malade pendant un moment, mais dès que l'anesthésie cesse, les convulsions reparaissent. Le 12 novembre, Watson prescrit la teinture de Cannabis, mais cette médication ne donne aucun résultat. Il y a même une aggravation considérable dans la roideur qui est bien plus prononcée. Le chirurgien de Glasgow se détermine alors à essayer la Fève de Calabar, sachant que cet agent à dose suffisante, paralyse les muscles soumis à la volonté. Le succès répond à son attente : car une demi-heure seulement après l'administration du médicament (2 grains d'extrait en plusieurs fois), la malade tombe dans un état semi-comateux, se tient couchée sur le dos, sans roideur, la bouche ouverte, les pupilles contractées, la respiration régulière. Devant cet état de choses la Fève de Calabar est supprimée, mais au bout de deux heures — c'est là le point capital de l'observation — les pupilles se dilatent de nouveau, et les contractions tétaniques se reproduisent lorsqu'on touche l'enfant ou qu'on lui adresse la parole. Pour une seconde fois alors, on donne le médicament en quantité égale à celle qui avait été administrée précédemment. Cette épreuve ayant donné une légère amélioration, on prescrit une dose progressivement croissante. Au bout de huit heures, les yeux étaient largement ouverts, fixes et vitrés, les pupilles contractées, le pouls rapide et intermittent; tous les muscles étaient à peu près relâchés, excepté ceux du dos qui étaient encore un peu contracturés. Le 6 décembre, les muscles n'étaient plus du tout en contraction, on supprime la Fève de Calabar, qui, jusqu'à ce jour, avait été donnée à dose progressivement décroissante, et la malade sort complètement guérie, quelques jours plus tard.

Il s'agissait bien dans cette observation d'un cas de tétanos traumatique grave, et la guérison doit certainement être attribuée au traitement, et la preuve la plus convaincante, c'est que le tétanos, disparaissant sous l'influence du médicament, reparaît dès qu'on le néglige.

En présence de ce succès, Watson n'hésite pas à instituer la même médication dans trois autres cas et le même succès répond au traitement.

Dès lors l'élan est donné et, à partir de cette époque, de nombreuses observations publiées par Watson, Campbell, Alexander Meason et Ridout (*The Lancet*), Giraldès, Bourneville et Germain Sée (*Le Mouvement médical*) permettent de constater les bons effets que l'on pouvait tirer de l'agent thérapeutique qui nous occupe. Aussi dans une thèse soutenue en 1869, Navarro pouvait rassembler 19 cas connus, sur lesquels douze succès. Plus tard, Knecht lui aussi, publiait une statistique des plus complètes, et résumant les travaux qui avaient été faits jusqu'alors, comptait parmi les malades atteints de tétanos et traités par la Fève de Calabar ou par son principe actif l'ésérine, une mortalité de 45 pour cent.

Bien que ces chiffres fussent déjà suffisamment éloquents par le résultat obtenu, ils l'eussent encore été davantage, nous n'en doutons pas, si l'agent thérapeutique avait été employé avec plus de méthode et moins d'empirisme.

Le nombre des succès réalisés était dans tous les cas loin d'être défavorable au traitement. Malgré cela, le médicament tomba dans une sorte de discrédit et on l'abandonna pour le remplacer par les opiacés, le bromure de potassium, le chloral, etc. Depuis cette époque (1875) nous ne retrouvons plus, dans les revues ou dans les journaux de médecine que cinq ou six cas de tétanos traités par l'ésérine, la plupart des médecins lui préférant les agents que nous venons de signaler. Nous n'avons pas, ici, l'intention de contester les propriétés curatives de ces agents thérapeutiques, nous voulons seulement montrer les excellents résultats que donne la Fève de Calabar, administrée méthodiquement et à dose convenable, et essayer, par là même, de tirer cette médication de l'oubli dans lequel elle semble de plus en plus tomber.

PHYSIOLOGIE

Christison (d'Édimbourg), le premier, étudia sur lui-même l'action physiologique de la Fève de Calabar ; mais ce n'est guère qu'après les expériences de Balfour (1860) et de Fraser (1863), et grâce aux recherches de Robertson, Bowman, Donders, etc., que les effets physiologiques de cette substance furent à peu près connus. Giraldès, pour la première fois en France, fit une communication au Congrès de Rouen sur les découvertes qui avaient été faites à ce sujet, et, la même année, cette étude était complétée par les observations que publièrent nos maîtres en thérapeutique. L'une de ces observations, celle de Leteinturier, rapportée par Gubler, résume tellement bien les phénomènes physiologiques que nous croyons devoir la rapporter ici.

Observation

M. Leteinturier, interne de M. le professeur Gubler, désirant expérimenter sur lui-même l'ésérine, prend le 24 janvier 1865 deux milligrammes de sulfate d'ésérine. Il n'éprouve aucun malaise, et déjeune deux heures après comme d'habitude. Le lendemain, 25 janvier, il prend une dose beaucoup plus forte, un centigramme d'ésérine. Les effets ne se manifestent que deux heures après. Il ressent une grande pesanteur de tête, en quelques instants les caractères de son livre deviennent illisibles, la tête lui tourne, il lui prend des nausées, il éprouve une grande faiblesse. Il n'a ni sensation de chaleur à l'estomac ni augmentation du pouls. En cinq minutes ces phénomènes augmentent d'intensité, la faiblesse musculaire est telle qu'il est obligé de s'asseoir pour ne point tomber. Chaque fois qu'il regarde devant lui, il est pris de vertiges, de nausées et sa vue se trouble. Si, au contraire, il regarde la terre, il n'éprouve plus les mêmes sensations, et la vue devient plus nette. Pour lui ce trouble est une sensation propre, *sui generis*, qui n'est pas comparable à celle qu'il a ressentie lorsque, dans des expériences antérieures, il a pris de l'opium ou de la belladone. Vers dix heures, vomissements d'une certaine quantité de la solution d'ésérine, puis de bile. La pesanteur de tête continue, mais il n'existe ni céphalalgie proprement dite, ni trouble de l'audition. Pas de sueur, peau froide et sèche. Pouls à 86. Depuis que M. Leteinturier est assis, les vertiges sont moins fréquents, cependant il ne peut pas toujours distinguer ce qui se passe devant lui, quoiqu'il aperçoive la couleur des objets placés à une grande distance. Cet état dure jusqu'à onze heures. Plusieurs fois il essaie de se lever et de marcher, mais il est repris de vomissements et la faiblesse musculaire est excessive. Enfin, vers midi il sent ses forces revenir, sa vue est plus nette, les nausées moins fréquentes. Il se regarde alors dans une glace et constate que ses pupilles sont très difficiles à reconnaître, tant elles sont contractées. La face est très pâle, et de temps à autre surviennent encore quelques nausées que fait disparaître une petite dose de sirop diacode. A une heure de l'après-midi, le rétablissement est si complet que l'appétit est revenu.

Si tous ces phénomènes, si bien exposés dans cette observation, ne laissent planer aucun doute sur les effets produits par l'absorption de la Fève de Calabar, il n'en est pas ainsi pour l'explication de l'action même de ce médicament sur les différents organes. Nous croyons donc devoir mentionner les principales interprétations fournies par de nombreuses expériences, sur la façon d'agir de l'ésérine.

Disons d'abord que les animaux à sang froid paraissent beaucoup moins sensibles à l'action de la Fève de Calabar que les animaux à sang chaud, qui, comme l'homme, par exemple, offrent des phénomènes d'intoxication par l'absorption de 0,0005 à 0,001 de cet agent (1). Donné à doses différentes, il occasionne des phénomènes différents, c'est ainsi qu'une faible dose provoquera des douleurs abdominales, des vomissements, de la gêne dans la respiration, des vertiges, une faiblesse extrême, de l'hypersécrétion, dela diarrhée (Fraser) ; une dose élevée occasionnera de la myose, de la salivation, des sueurs, des spasmes respiratoires, du ralentissement du pouls, des contractures, des contractions cloniques et un état spasmodique de la glotte (Martin-Damourette).

L'absorption se fait par toutes les muqueuses, les plaies et on peut retrouver les traces de ce médicament dans le sang, le foie et autres organes. L'élimination a lieu par la salive, la bile, mais on n'en trouve pas de trace dans l'urine.

Si maintenant nous recherchons, avec les troubles nerveux, les explications que nombre de physiologistes ont données, nous nous trouvons en présence de théories différentes, que nous allons exposer.

C'est ainsi que pour Christison et Fraser, la paralysie du cœur et des muscles est due à l'action directe de l'ésérine sur la fibre musculaire, tandis que pour Sharpey et Halley, cet état musculaire ne dépendrait seulement que des nerfs moteurs atteints par les propriétés paralysantes de ce même agent. C'est à cette dernière opinion que se rangent aujourd'hui presque tous les expérimentateurs, qui ont remarqué en effet que l'ésérine

(1) Dujardin-Beaumetz. *Dict. de Thérapeutique*. Paris, 1883.

n'enlève rien aux muscles de leur contractilité, que ces mêmes muscles restent pendant un certain temps encore excitables, qu'en un mot la sensibilité réflexe, qui disparaît plus tard, s'éteint alors que les mouvements volontaires sont devenus impossibles, ce qui indique suffisamment que le cerveau, qui se paralyse sans excitation préalable, est plus rapidement atteint que la moelle par le principe toxique du médicament. Nous ne voulons pas négliger de mentionner ici les résultats des expériences faites par M. Martin-Damourette, expériences qui l'ont conduit à conclure que l'ésérine augmente l'irritabilité musculaire, accroît le pouvoir excito-moteur des centres nerveux et paralyse seulement les extrémités motrices de ces mêmes centres.

A côté de ces conclusions nous pouvons en citer d'autres qui sont diamétralement opposées ; c'est ainsi que nous voyons expliquer tous les faits observés chez les animaux après l'administration de la Fève de Calabar, par l'abolition du pouvoir excito-moteur de la moelle (1). Les cordons antéro-latéraux seraient les premiers atteints, d'où paralysie excito-motrice.

On a prétendu encore que le pouvoir excito-moteur non-seulement n'était pas détruit dans l'axe médullaire, mais même était surexcité ; la conductibilité seule des nerfs moteurs serait détruite (2).

Quoi qu'il en soit, nous ne voulons retenir de tous ces faits que ce qui est admis sans conteste par presque tous

(1) *Dict. de Médecine et Chirurgie pratiques.* Jaccoud, t. XIV, p. 649-650. — Paris 1871.

(2) *Dict. de Médecine et Chirurgie pratiques.* Jaccoud, t. XXXV, p. 451-452.

les savants qui se sont occupés de l'action physiologique de l'ésérine sur le système nerveux, à savoir que cette substance, qui n'agit pas directement sur les muscles, les paralyse par son action sur les extrémités périphériques des nerfs moteurs.

Quelques observateurs ont pu croire à une influence directe sur les fibres musculaires, car dès le début de l'intoxication, on remarque, surtout si la dose est élevée, des secousses violentes, de véritables convulsions, un tremblement fibrillaire, qui bientôt cède la place à un affaiblissement musculaire caractérisé, qui va augmentant sans cesse et finit par la paralysie de tous les muscles. Ce qui devrait encore sembler confirmer cette manière de voir, c'est que l'ésérine placée directement sur le muscle détruit son pouvoir contractile.

Mais, nous croyons que dans tous ces phénomènes, nous ne devons voir que l'influence du système nerveux qui, suivant qu'il est soumis à de plus ou moins fortes doses de l'agent toxique, donne aux muscles ces différents états de spasmes on de paralysie.

Du reste ce qui, à notre sens, en serait une preuve presque irréfragable, c'est que chez un animal soumis à l'action de l'ésérine, et dont les vaisseaux ont été liés sur les membres, la paralysie se manifeste dans tous les muscles privés ainsi de l'apport du sang chargé du principe actif du médicament.

Le muscle cardiaque prend part, lui aussi, à cette influence : c'est ainsi que les battements se ralentissent et deviennent désordonnés. La circulation sous l'action de l'ésérine donnée à petites doses, subit un ralentissement notable ; le cœur peut même s'arrêter en diastole et les mouvements systoliques sont plus amples : la pression intra-vasculaire s'élève, le pouls est faible.

Cette perturbation dans la circulation et cette paralysie du cœur s'expliquent par l'excitation des nerfs pneumogastriques qui, comme tous les autres nerfs moteurs, sont touchés par l'agent ingéré (Rossbach) et le cœur s'arrête quand les ganglions auto-moteurs sont atteints.

Lorsque les troubles cardiaques commencent à se manifester, on remarque chez l'individu des vertiges avec l'intelligence conservée, de la pâleur des téguments, une sécrétion abondante s'écoulant de la cavité buccale, des nausées, une anesthésie cutanée, incomplète et tardive et une grande gêne épigastrique.

Une forte dose administrée engendrerait, d'après Eben-Watson, la paralysie du cœur droit et la mort.

De plus, on a remarqué que chez les animaux à sang chaud, la mort est produite par l'asphyxie avant que le cœur ne se soit complètement arrêté dans ses mouvements de contraction; chez les animaux à sang froid, le cœur cesse de battre et semble déterminer la mort par le fait même de son arrêt.

Etant admis que les nerfs pneumogastriques jouent sur la circulation un rôle dans ces phénomènes dus à cette intoxication, la respiration, elle aussi, sera modifiée ; c'est ce qui a lieu en effet, car tout d'abord, elle est accélérée, et cette accélération dépend ou de spasmes des muscles bronchiques (Bauer), ou mieux encore de l'excitation des terminaisons des pneumogastriques dans les poumons (Bezald et Gotz), car si on sectionne ces nerfs, cette accélération cesse, la respiration se paralyse complètement à la fin : il y a donc une action déprimante sur le bulbe et les nerfs respirateurs, qui explique parfaitement l'asphyxie notée par tous les expérimentateurs chez les animaux à sang chaud.

On a bien voulu faire jouer un rôle important aux sécrétions bronchiques, qui, à ce moment de l'empoisonnement, viendraient obstruer par leur accumulation, les différentes parties de l'arbre aérien, et accéléreraient la marche de l'asphyxie, mais nous ne voulons pas accorder trop d'attention à cette théorie, qui, pour nous, ne doit entrer en ligne de compte que dans l'ensemble de tous les phénomènes nombreux d'hypersécrétions notés dans l'administration de l'ésérine.

En effet, sous l'effet de doses faibles toutes les sécrétions augmentent (Fraser) : la cavité buccale s'emplît de salive qui coule au dehors de la bouche. Heidenheim explique cette hypersécrétion par l'excitation de l'origine centrale des fibres de la corde du tympan.

Une dose forte, ralentissant le courant sanguin dans les glandes salivaires, par son action sur le centre vasomoteur dans la moelle épinière, diminue la sécrétion ou l'arrête complètement.

Le grand sympathique, qui lui aussi n'échappe pas à l'influence du médicament, est excité et produit dans tout le tube intestinal un état de spasmes tétaniques qui laisse comprendre facilement le mécanisme des nausées, des vomissements et de ces selles fréquentes et aqueuses dus soit à l'excitation des ganglions intestinaux d'Auerbach (Bauer, etc.), soit à l'excitation des muscles intestinaux, dont les fibres lisses se contractent comme Harmack le prétend.

Pour ce qui est de l'action de l'ésérine sur la pupille,

nous ne ferons que mentionner rapidement ici la contraction qui se produit très vite dans cet organe et qui peut subsister quatre ou cinq jours. Ici encore pour l'interprétation de ce fait, nous nous trouvons en présence de plusieurs théories : celles qui nous semblent le plus mériter notre attention sont celles qui font dépendre cet état pupillaire soit du relâchement du muscle ciliaire à la suite de la paralysie du nerf grand sympathique, soit de l'excitation du nerf moteur oculaire commun.

Ce qui semble ressortir de tous ces phénomènes physiologiques occasionnés par l'absorption de l'ésérine chez les animaux, c'est que cet agent toxique a une action paralysante sur le système nerveux central, excitante d'abord et paralysante ensuite sur les nerfs moteurs périphériques.

Disons donc pour bien résumer notre pensée que l'ésérine est un agent paralyso-moteur.

THÉRAPEUTIQUE

Bien que l'action de la Fève de Calabar ait été interprétée de plusieurs façons, bien que sa manière d'agir sur les différents systèmes de notre organisme ait été le sujet de nombreuses théories, les phénomènes physiologiques observés par les différents expérimentateurs étaient assez concluants pour que ceux-ci missent à profit les remarques qu'ils avaient faites.

Ici, une courte digression sur la nature et les symptômes du tétanos nous semble indispensable, elle montrera combien était judicieuse l'idée d'appliquer cet agent thérapeutique à une maladie dont les manifestations ont des caractères opposés à celles produites par le médicament.

A l'autopsie des sujets morts du tétanos, on n'a jamais trouvé de véritables lésions appréciables. La moelle et ses enveloppes sont, il est vrai, parfois congestionnées, de même que certains viscères; mais cette congestion n'est pas constante, et il semble plus naturel de la rapporter ou à un phénomène cadavérique, ou à l'asphyxie, cause de la mort dans l'affection tétanique. Aussi cette absence de lésions doit-elle faire rejeter l'hypothèse émise par certains médecins, hypothèse qui consiste à considérer l'affection tétanique comme une altération inflammatoire de la moelle ou des méninges rachidiennes. Beaucoup plus juste nous semble la théorie qui regarde le tétanos comme une névrose périphérique, et due à une excitation du système excito-moteur poussée à ses dernières limites. Une cause irritante, née des bords de la plaie, ou agissant sur toute la périphérie, comme cela arrive dans le tétanos spontané se propagerait par les nerfs sensitifs à la moelle où s'établiraient par action reflexe les phénomènes convulsifs. A cette opinion, des médecins anglais (Benjamin Travers, Rosers, Panum, etc.), ont voulu opposer l'hypothèse d'un agent infectieux; mais outre que l'examen microscopique n'a jamais rien démontré, les expériences physiologiques faites dans les laboratoires, et qui consistaient à injecter du sang de tétaniques à des animaux, n'ont jamais donné aucun résultat. Cette théorie nous paraît moins acceptable, et nous n'hésitons pas à nous rallier à la précédente.

Quoi qu'il en soit de la pathogénie du tétanos, les symptômes de l'affection nous sont bien connus. Au début le patient ressent de la roideur dans le cou; les mouvements de la tête deviennent pénibles, les mâchoires sont serrées par une constriction énergique des muscles élévateurs; puis en très peu de temps, le spasme s'étend à d'autres muscles et finit par occuper tout le système musculaire qui se trouve sous la dépendance de la volonté. La roideur est parfois telle, que si l'on prenait le malade par la tête ou par les pieds, on pourrait l'enlever tout d'une pièce. On comprend dès lors facilement les désordres occasionnés, lorsque ces contractures atteignent les muscles de la vie de relation, c'est une déglutition très gênée, parfois impossible, et qui empêche par la même toute alimentation; c'est une respiration difficile et anxieuse, qui peut déterminer l'asphyxie, etc., etc... Ces phénomènes n'offrent pas toujours la même intensité, ils présentent des rémissions qui peuvent persister plus ou moins longtemps, et qui permettent au malade de reprendre haleine. Pendant les accès convulsifs, les contractures sont généralement telles qu'aucune force ne peut en triompher et on déterminerait des fractures osseuses, ou des déchirures musculaires, si on voulait en avoir raison. A ce moment les douleurs sont caractérisées par des crampes extrêmement pénibles qui arrachent des cris aux patients et leur font faire les grimaces les plus bizarres. Sous l'influence du repos et d'une grande tranquillité morale, les rémissions sont plus marquées et les convulsions moins fortes; mais par contre, dès qu'une émotion, même très faible, ou une sensation quelconque, un simple attouchement vient frapper le tétanique, les accès se reproduisent immédiatement avec plus de fréquence et d'intensité. Les autres symptômes sont d'une importance tout à fait secondaire et en rapport du reste avec les désordres produits par les contractures. La température est toujours accrue, elle monte à 40° sans rémission matinale; cette chaleur est sans doute développée par la suractivité du travail musculaire. Le pouls est fréquent et suit la progression de la température. L'intelligence reste intacte jusqu'au moment où la gêne respiratoire entraîne l'asphyxie.

On voit, par ce résumé succinct, que le symptôme capital, celui qui cause, par les accidents qu'il provoque, une issue fatale, celui auquel par conséquent la médication doit avant tout s'attaquer, c'est la contracture. Or, l'expérience nous a démontré que la Fève de Calabar, ou son principe actif l'ésérine, combat ce symptôme. En employant cet agent thérapeutique, nous pourrons donc espérer d'enrayer la marche de la maladie. Nous allons reproduire des observations qui viendront appuyer les données que nous avons avancées.

Observation Ire (Personnelle)

Bellamy (Constant), mécanicien, âgé de 30 ans, entre à l'hôpital du Havre, salle Lefébure, lit n° 9, le 9 mai 1884. Il est d'une bonne santé et ne présente dans ses antécédents aucune maladie sérieuse. Nous ne trouvons aucune trace ni de syphilis ni d'alcoolisme.

Le 9 avril dernier, il recoit une vaste éclaboussure d'eau bouillante et de vapeur d'eau, qui lui inonde le cuir chevelu, la face et le cou, le bras gauche et le thorax. Immédiatement après l'accident, les amis du malade l'aspergent d'eau froide, et le conduisent à son domicile où il est pansé avec de la ouate.

Bellamy qui est très nerveux et pour le moment très surexcité, tolère difficilement son pansement. La surexcitation est telle que, le soir de l'accident, il enlève complètement ses vêtements et se couche tout nu sur son lit pour remédier, dit-il, à la chaleur et aux sueurs qui l'accablent.

Les jours suivants, les brûlures qui étaient au deuxième et au troisième degré suivaient une marche ordinaire, l'état général était satisfaisant et n'offrait aucune particularité remarquable. La soif qui avait été vive pendant les premiers jours s'était apaisée et l'appétit était redevenu normal.

Le mardi 29, Bellamy, plus excité que de coutume, remarque qu'il parle et avale plus difficilement; il ne peut complètement ouvrir la bouche et éprouve une raideur légèrement douloureuse au niveau des massétérs. Le lendemain, on procède au renouvellement du pansement, et, outre le trismus qui est plus accentué que la veille, le malade éprouve une tension sur les parties latérales et postérieures du cou; c'est, dit-il, comme la sensation d'un clou qu'on lui enfoncerait dans la nuque. Le 2 mai et les jours suivants, l'extension de la tête s'est accentuée; les douleurs et les contractions toniques et cloniques gagnent la masse sacro-lombaire et les muscles des membres inférieurs.

M. le Dr Fauvel, appelé, prescrit des injections hypodermiques de sulfate d'ésérine. Le premier jour, il fait une injection de un demi-milligramme ; le second jour il prescrit un milligramme et le troisième jour un milligramme et demi. Sous cette influence, il s'est produit une amélioration considérable ; mais le mercredi 7 mai les contractures se sont reproduites avec une nouvelle intensité, et le malade lui-même en attribue la cause : 1° à une imprudence qu'il a commise en se levant pour aller à la garde-robe ; 2° à une discussion qu'il a eue avec ses camarades.

A partir de cette époque (7 mai), les contractions augmentent en force et en fréquence, et Bellamy se décide à entrer à l'hôpital le 9 mai. A notre visite du soir, nous trouvons les phénomènes suivants :

Le malade est couché sur le décubitus dorsal, couvert de sueurs profuses, le facies exprimant l'angoisse et la douleur. Il ouvre la bouche, mais assez difficilement ; les arcades dentaires, en avant, dans leur écartement maximum, sont distantes de 3 à 3 cent. 1/2, les mouvements du cou sont pénibles et douloureux, néanmoins ils sont encore possibles, bien que très limités.

Lorsque, aidé de trois infirmiers, nous voulons le soulever, afin de changer sa chemise et ses draps trempés par la sueur, nous constatons une raideur générale, le corps entier forme une masse rigide.

A chaque instant (toutes les deux ou trois minutes environ au moment de notre examen), le malade est pris de convulsions cloniques qui paraissent envahir tous les muscles de la face, du tronc et des membres supérieurs, ces convulsions ne durent que deux ou trois secondes ; elles sont excessivement douloureuses. Il semble y avoir hyperesthésie sur toute la surface cutanée. La palpation exercée sur une partie quelconque du corps provoque immédiatement le retour des convulsions. L'intelligence est conservée, la déglutition est facile, la respiration n'est point gênée, la température 39°.

10 mai. L'état est à peu près le même. Au dire du malade, cependant, les convulsions cloniques se répètent plus souvent. Injections hypodermiques dans la journée, de 0 gr. 002 de sulfate d'ésérine. Ces injections ont une action beaucoup moins efficace que précédemment.

Le 11. La nuit a été mauvaise ; les accès ont laissé peu de repos au malade. Injection de 0 gr. 003 d'ésérine, en trois fois et à intervalles réguliers.

Le 12. Peu de changement. L'hyperesthésie semble même s'être encore accentuée ; il nous est impossible de faire sortir une parole de la bouche du malade sans qu'immédiatement ne suive une contraction clonique. Injections hypodermiques de 0 gr. 004 de sulfate d'ésérine : la première à 8 heures, la deuxième à midi et les deux autres à 8 heures et à 9 heures du soir.

Le 13. Le malade a sommeillé une partie de la nuit, les convulsions ont été moins fréquentes et surtout moins douloureuses. — Remarquons que la veille nous avons fait 2 injections à une heure seulement d'intervalle. Le pansement est tellement rempli de pus, que nous croyons devoir le changer. Les plaies ont bel aspect, mais n'ont nulle tendance à se cicatriser sur les bords. A 8 heures, à midi, à 2 heures, à 5 heures et à 8 heures, injection chaque fois de 0 gr. 001 d'ésérine. Malgré cela, la journée n'a pas été bonne et Bellamy rattache ses souffrances devenues intolérables aux mouvements que nous avons été obligé de lui imprimer pour changer son pansement.

Le 14. Nuit mauvaise. Les convulsions sont tellement fortes qu'elles arrachent des cris au malade. Les mouvements de la déglutition sont devenus plus difficiles ; la respiration même est un peu gênée. Injections de 0 gr. 006 d'ésérine à périodes régulières.

Le 15. Notre solution d'ésérine étant épuisée, nous en represcrivons une nouvelle. Et, remarque qui frappe notre attention, le malade nous annonce que notre nouvelle solution est bien meilleure, puisque dès la première injection, ses convulsions sont devenues moins fréquentes et ses douleurs plus tolérables. Depuis ce jour, nous avons pris cette remarque en considération et nous avons observé que plus l'ésérine était fraîchement préparée, plus elle agissait sûrement et rapidement. Pendant cette journée où nous avons injecté 0 gr. 007 de sulfate d'ésérine, le malade a des mouvements de déglutition et de respiration beaucoup plus faciles ; ses muscles n'ont pas cessé d'être contracturés, mais ils ont été le siège de convulsions cloniques beaucoup moins violentes.

Les 16 et 17. Injection hypodermique de 0 gr. 007 à périodes à peu près régulières. Les convulsions ne se sont reproduites qu'à de rares intervalles et les sueurs profuses sont beaucoup moins abondantes.

Le 18. Pendant une absence de 24 heures que je fus obligé de faire, un de mes collègues ne fit que 5 injections de 0 gr. 001. Le malade se plaignit d'avoir passé une nuit très mauvaise alors que les précédentes avaient été très bonnes. Il n'hésite pas à accuser la recrudescence de ses spasmes à la plus faible quantité d'ésérine qui lui avait été injectée.

Le 19. Injection de 0 gr. 008 dans la journée. Le mieux

qui s'était manifesté le 16 et le 17 mai a reparu. Le trismus a beaucoup diminué, les douleurs provoquées par les contractures sont devenues tolérables. L'excitation nerveuse a diminué considérablement puisque le malade peut causer, être touché sans que les convulsions cloniques reparaissent.

Le 20. Le malade n'a eu que deux crises spasmodiques dans la nuit. Sa température : 37°,3. Les muscles de l'abdomen sont relâchés. L'état général est excellent. Plus la moindre sensation de gêne dans les mouvements de la respiration ou de la déglutition. Encore un peu de trismus. 9 injections de 0 gr. 001.

Le 21. Le mieux s'est encore accentué. Injections de 0 gr. 01 en 10 fois.

Le 23. Pas une seule convulsion ni dans la journée, ni dans la nuit. Depuis ce jour, nous donnons l'ésérine à dose régulièrement décroissante, et le 30 Mai, nous lui faisons la dernière injection.

Le malade peut être considéré comme guéri. Plus une contracture, plus une convulsion. Tous les muscles sont souples et obéissent aux mouvements volontaires.

Bellamy, complètement guéri de son tétanos, à peu près de ses brûlures, sort de l'hôpital le 25 Juin 1884.

Dans le cas que nous venons de rapporter, le principe actif de la Fève de Calabar, l'ésérine, a été employé seul ; on ne peut donc attribuer le succès à un autre médicament adjuvant. On pourra nous objecter que la guérison aurait pu s'effectuer spontanément; mais, à cela, nous répondrons que, sans aucun doute, les injections ont fait avorter les accès chez notre malade, puisque lui-même s'était aperçu que quand on diminuait la dose, les spasmes se reproduisaient avec beaucoup plus de fréquence et d'intensité. Notre médication a donc eu l'incontestable avantage de remédier aux symptômes les plus pressants, et d'empêcher par là même les accidents consécutifs aux contractures permanentes des muscles de la respiration, de la déglutition, etc. Nous ferons remarquer aussi deux points importants sur lesquels nous proposons de revenir un peu plus loin.

1° L'ésérine a été employée à dose progressive depuis un demi-milligramme.

2° Une solution d'ésérine récente agit beaucoup plus sûrement et surtout plus rapidement qu'une solution ancienne.

Observation II (Inédite).

Auvray (François), entré à l'hôpital du Havre le 10 octobre (service de M. le Dr Fauvel), pour une plaie du gros orteil, survenue à la suite de la pénétration d'un clou dans l'articulation métatarso-phalagienne. La plaie était en bonne voie de guérison, lorsque, le 17 octobre, huit jours après l'accident, le malade se plaint de roideur des muscles de la mâchoire et du cou. Le lendemain 18, les phénomènes de la veille se sont accentués, et de plus, les jambes sont le siège de crampes très douloureuses.

Le 20 octobre, le malade est dans une immobilité absolue; la tête est fortement fléchie en arrière, le corps arc-bouté et les membres inférieurs fortement contracturés. A de rares intervalles, tous les quarts d'heure à peu près, le système musculaire de la face, du tronc et des membres éprouve une contraction spasmodique qui dure cinq ou six secondes et qui est très douloureuse. Température : 38°,5.

Le 21. Le trismus et l'opisthotonos sont plus accentués que la veille. Les spasmes reviennent à intervalles plus rapprochés. Sueurs excessivement abondantes. Déglutition très pénible. Température : 39°. Injection de 0 gr. 001 de sulfate d'ésérine.

Le 22. L'injectionésérique a donné peu de résultats. L'état est resté à peu près stationnaire; il semble même que les masséters sont plus contracturés que la veille et que les mouvements de déglutition sont encore plus pénibles. Les convulsions cloniques n'ont pas une fréquence appréciable plus grande que la veille; mais cependant elles se renouvellent plus facilement toutes les fois que le malade adresse la parole ou qu'il veut faire des mouvements. Température : 38°,6. On ne donne comme alimentation que des potages et du lait. Injections de 0 gr. 001 de sulfate d'ésérine.

Le 23. Etat à peu près stationnaire. Injections hypodermiques de 0 gr. 004 et 0 gr. 005 de sulfate d'ésérine.

Le 25. La nuit a été relativement bonne, la température est tombée à 37°. Les masséters se sont un peu relâchés et l'opisthotonos est beaucoup moins prononcé. Les spasmes ne se sont manifestés que trois ou quatre fois dans la journée et le malade parle beaucoup plus facilement.

M. le Dr Fauvel n'avait pas inscrit sur le cahier de visite la quantité de sulfate d'ésérine qu'il voulait donner dans la journée, et l'interne de service, en présence de l'amélioration, ne fait aucune injection.

Le 26. Le malade n'a plus dormi à partir de minuit. Le trismus a reparu et les spasmes se sont fréquemment renouvelés. A la visite du matin, les dents sont tellement serrées qu'il est impossible de les écarter, quelle que soit la force employée. Les contractures de tous les membres se sont également reproduites et le corps est assez fortement recourbé en arrière.

En présence de cette aggravation de symptômes, M. Fauvel n'hésite pas à donner de nouveau la médication ésérique et prescrit dans la journée cinq injections de 0 gr. 001.

Le 27. Le malade a reposé toute la nuit, mais le trismus et l'opisthotonos, quoique moins prononcé, persistent encore. Température 37°,6. Depuis 8 heures du soir jusqu'à minuit, il n'y a pas eu une seule crise. Dans la journée, 0 gr. 008 de sulfate d'ésérine avaient été injectés.

Le 28. A la visite, on trouve le malade dans un état semi-comateux, sans roideur, la bouche ouverte, la respiration régulière, la déglutition facile, les pupilles contractées. Température 36°,8. Les crises sont remplacées par des soubresauts, plutôt que par des spasmes qui ne durent qu'une ou deux secondes et qui sont du reste très supportables. On diminue la dose de sulfate d'ésérine et de 0 gr. 008 on descend à 0 gr. 006.

Le 29. L'amélioration a persisté, les crampes ont disparu à peu près et la bouche s'ouvre facilement. La respiration et le pouls sont réguliers. Le malade demande à manger. 5 injections de 0 gr. 001.

Le 30. Température normale. L'état général est excellent, et si le malade n'avait eu dans la matinée, quelques crises, passagères du reste, il serait considéré comme guéri.

A partir de ce jour, l'amélioration s'est accentuée ; les crises ont disparu et les muscles sont complètement relâchés. Le 4 novembre, la guérison est complète.

Cette observation, comme la précédente, montre de la façon la plus évidente, l'influence heureuse du principe actif dela Fève de Calabar sur les contractures tétaniques; elle nous prouve une fois de plus que l'ésérine, telle qu'elle a été employée, c'est-à-dire à dose croissante jusqu'à résolution musculaire a eu pour effet d'enrayer la marche de la maladie, en arrêtant les contractions cloniques et toniques. Parmi les cas publiés, il en est un grand nombre qui viennent appuyer la thèse que nous soutenons, nous nous bornerons à rapporter les deux suivants :

Observation III

Cas de tétanos traumatique traité par la Fève de Calabar.— Guérison.
(By Clarck Burnam. *Lancet*, 29 Janvier 1881).

Le 8 septembre dernier, je fus appelé pour voir un garçon de 11 ans qui avait reçu au pied une blessure grave en conduisant une machine à moissonner. A l'examen du malade, je trouvai une blessure étendue du talon gauche; un large lambeau formé par la peau et le tissu sous-cutané était détaché du calcanéum et mettait à nu la face postérieure et une partie de la face inférieure de cet os, mais sans attaquer le périoste. Le tendon d'Achille était dénudé sur une étendue de deux pouces à partir de son insertion au calcanéum. Le lambeau était détaché sur une grande largeur à la partie interne et n'était plus en connexion que par une bande de peau avec la plante du pied.

Après avoir lavé la blessure, je ramenai le lambeau et le maintins dans sa position par des points de suture, mais je redoutais fort de l'issue de cette pratique, persuadé que la circulation serait insuffisante pour y entretenir la vie. Cependant la blessure marcha d'une manière favorable, le malade était gai et ne souffrait pas, sauf pendant les pansements. Au début, on employa des compresses d'eau froide auxquelles je substituai ensuite des compresses d'acide carbolique.

Le vendredi 17, il commença à se plaindre à sa mère d'un sentiment de roideur dans le cou, mais d'une façon si vague qu'on ne m'en fit point mention à ma visite du lendemain.

Le dimanche 19, le malade se plaint de roideur dans les mâchoires et de difficulté pour avaler. Ce même jour, le trismus s'accentue et devient intense ; le muscle sterno-mastoïdien commence à être atteint de spasmes. Le rire sardonique est très net ; les dents ne peuvent pas être écartées de plus d'un demi-pouce, pas de convulsions générales cependant, l'excitabilité de tout le système nerveux est marquée ; le malade se plaint de douleurs dans la région de l'estomac. Le pouls était de 120 et serré « comme si les artères participaient à la contraction générale du système musculaire ». Je prescrivis l'hydrate de chloral et la belladone à haute dose, garder le repos le plus absolu ; maintenir le malade dans l'obscurité. J'ordonnai enfin du lait, du thé de bœuf (beefteack) et une petite quantité de vin d'Espagne souvent répétée.

Le 20, les premières convulsions apparuren, mais ne furent ni fréquentes, ni de longue durée. Le pouls était encore fréquent et dur, mais il y avait peu de fièvre. L'état de la plaie était satisfaisant. Les deux jours suivants, la position du malade se modifia fort peu ; des spasmes survenaient chaque fois qu'il faisait un mouvement violent, quand, par exemple, il s'asseyait sur son lit.

Pour diminuer les douleurs qu'il éprouvait le long de la colonne vertébrale, je le fis coucher sur le ventre, avec un oreiller sous la poitrine, et c'est dans cette position qu'il resta jusqu'à la convalescence. Comme il est difficile de se procurer de la glace, je prescrivis de maintenir sur la région cervicale et la région dorsale des vessies de caoutchouc pleine d'eau froide souvent renouvelées. Cependant, l'administration du chloral et de la belladone devenait extrêmement difficile, chaque tentative dans ce but, produisait une convulsion pendant laquelle le corps prenait la position en arc caractéristique du tétanos, en même temps que tous les muscles devenaient rigides. Le malade pouvait encore prendre une bonne quantité de lait et un peu de vin. Je commençai alors à pratiquer des injections de morphine ; mais bientôt l'irritabilité du système nerveux fut telle, que la perspective de l'injection suffit à déterminer une attaque. La bouche était absolument fermée et la déglutition des médicaments très pénible. A ce moment, je fis préparer par MM. Savary et Morse des lamelles de gélatine contenant un sixième de grain d'extrait de Fève de Calabar. (Le grain anglais pèse exactement 0 gr. 0647, soit environ 0 gr. 01 par capsule.)

Le mercredi 29, je prescrivis une de ces lamelles toutes les quatre heures, en même temps que j'alimentai le malade avec du lait et du beefteack. Les lamelles étaient glissées entre les dents et se dissolvaient dans la bouche. Le dimanche 3 octobre, des signes marqués d'amélioration se produisirent et les convulsions qui, les jours précédents se montraient sous la moindre influence, la chute brusque du loquet de la porte, par exemple, devenaient moins fréquentes et moins graves. On pouvait écarter les mâchoires dans une certaine mesure et le malade pouvait aisément retenir sa salive.

L'amélioration s'accentue jusqu'au mardi 7, où je revois le malade. « Il n'avait eu que deux convulsions depuis le 3 et il pouvait maintenant prendre un peu de potage au lait. Les lamelles néanmoins, furent continuées jusqu'au 10 octobre et depuis ce moment la convalescence marcha rapidement et sans interruption. Pendant que la maladie suivait son cours, l'état de la blessure fut toujours très-satisfaisant. »

Le 28 octobre, dernière visite, le malade était habillé et marchait sans béquilles. Quelques jours plus tard, il se promenait et ne conservait aucune trace des terribles phénomènes qu'il avait présentés un mois auparavant.

Notons que dans ce cas, les hypnotisants employés ordinairement : le bromure, le chloral, la morphine, n'ont donné aucun résultat, et que ce n'est que sous l'influence de la Fève de Calabar que l'amélioration s'est montrée. Aussi l'auteur lui-même de l'observation fait-il remarquer avec juste raison, que le médicament a rendu un réel service et que la guérison doit lui être attribuée en grande partie.

Observation IV

British Medical Journal (1868).

Un laboureur, âgé de 33 ans, est admis dans les salles de l'hôpital de Northampton, le 3 octobre 1867. Trois semaines auparavant, dans une chute, il s'était fait une plaie au cuir chevelu et à l'oreille gauche. Sauf un peu d'évanouissement, il se remit de cet accident et n'éprouva rien jusqu'à une époque qu'il précise très nettement, sept jours avant son entrée à l'hôpital. Il travailla jusqu'au 28 septembre, jour où il fut forcé de se mettre au lit, à cause d'une roideur du cou très douloureuse et de crampes fréquentes dans le dos et les jambes. Il ne peut rien avaler pendant quatre jours, chaque effort de mastication ramenant des crises douloureuses. Il avait été saigné le 2 octobre.

A son entrée, l'aspect tétanique était très caractérisé, le front était couvert de rides permanentes, et les commissures des lèvres contractées. Les mâchoires n'étaient séparées que par l'intervalle d'un pouce à peu près. La respiration était rapide, exclusivement thoracique. Les muscles abdominaux étaient tendus et douloureux à la pression ; le dos courbé en arc ; les muscles de cette région étaient rigides, il en était de même de ceux des jambes, tandis que les bras étaient indemnes. La peau était couverte de sueur et il y avait rétention d'urine. Pouls 114. Prescription : 1/6 (0 gr. 01) d'extrait de Fève de Calabar dans un gros (4 gr.) d'eau à prendre toutes les quatre heures ; régime tonique et stimulant : thé de bœuf très fort ; lait ; 8 onces (250 gr.) de vin de Porto et eau-de-vie, 4 onces (64 gr.).

Le soir, le pouls était tombé à 94, mais les accès n'étaient séparés que par des intervalles de quelques minutes, et se reproduisaient sous l'influence du moindre bruit. On alimenta le malade au moyen d'une sonde œsophagienne et on vida la vessie par le cathétérisme.

Le 4 octobre, même état. Le malade souffre un peu moins, et de temps à autre il a pu imprimer quelques mouvements à ses jambes.

Le 5. La visite de ses amis a ramené les accès qui sont presque incessants, et les muscles sont plus contractés que la veille. Les pupilles sont dilatées, et la sensation de la lumière est pénible. La dose d'extrait est portée à un tiers de grain (0 gr. 02) ; la dose de vin et d'eau-de-vie est doublée.

Le 6. Comme le malade a présenté des vomissements, on suspend l'administration du médicament par la bouche et on prescrit, toutes les deux heures, une injection hypodermique d'un tiers de grain (0 gr. 02) d'extrait de Fève de Calabar dissous dans 18 minimes d'eau (0 gr. 75).

Les effets de la première injection furent très marqués. Au bout de cinq minutes, les jambes, jusqu'alors raides et immobiles, devinrent souples et flexibles, et le malade put les remuer. Les muscles abdominaux étaient moins tendus et l'arc spinal disparaissait. Les pupilles se contractèrent, le pouls tomba à 84. Ces effets persistaient entre deux et trois heures, puis les phénomènes morbides reprenaient le dessus. Continuation du thé de bœuf et de l'eau-de-vie.

Le 7. Vomissements moins fréquents, mais persistant encore. Les injections sous-cutanées, qui ont été continuées régulièrement toutes les trois heures pendant la nuit, ont été suivies chaque fois d'une complète rémission des accès, qui durait deux heures. Dans la soirée, chaque injection est élevée à la dose d'un demi-grain (0 gr. 03).

Le 8. Nuit sans sommeil, bien que les douleurs soient moindres et que le malade ait pu uriner naturellement. Les vomissements ont disparu et il a pu prendre quelques œufs avec du vin. Le thé de bœuf et l'eau-de-vie sont supprimés ; on lui permet des œufs à discrétion et une bouteille de Sherry. La Fève de Calabar est portée à la dose de trois quarts de grain (0 gr. 04 1/2) par injection, à répéter toutes les heures, ou, mieux, dès que l'effet de l'injection précédente ne se fera plus sentir.

Le 9. Les injections ont été continuées toutes les deux heures, et elles ont réussi à prévenir la rigidité musculaire et le retour des accès ; seuls, les muscles de l'abdomen et du dos restent contracturés. Les pupilles sont très contractées et le malade a de temps en temps du délire. Il prend bien la nourriture prescrite. Son urine est chargée de phosphates. L'injection occasionnant de la douleur et du gonflement du tissu cellulaire au voisinage des piqûres, on essaie la solution qui donne une réaction acide, et on y ajoute quelques gouttes de liqueur de potasse. Dès lors les injections ne déterminent plus de douleur.

Le 10. Le malade ayant déliré toute la nuit et le pouls s'étant élevé à 148, on suppose que ces phénomènes sont dus au médicament et on le suspend pendant 7 heures. Mais alors les accès, qui avaient cessé, se reproduisent très fréquemment, il faut revenir aux injections. Le soir, le pouls a baissé à 125 ; mais les injections doivent être répétées toutes les deux heures, leur effet ne se maintenant plus aussi longtemps.

Le 11. La dose de chaque injection est élevée à un grain (0 gr. 06).

Le 12. Pendant la nuit, on a ajouté à chaque injection de la Fève de Calabar un tiers de grain (0 gr. 02) de morphine. Les effets sont les mêmes ; les accès sont modifiés, mais pas de sommeil.

Le 13. Cette nuit, la morphine a amené le sommeil, et le matin il y a un soulagement marqué. Pouls à 92 ; le visage est calme ; il n'exprime plus la souffrance ; les accès sont éloignés. Le malade prend 12 œufs et deux bouteilles de Sherry en vingt-quatre heures.

Le 15. Comme la peau est très sensible à la suite des injections si multipliées et que tout danger a disparu, on les suspend et on les remplace par un suppositoire contenant un grain et quart (0 gr. 7 1/2) d'extrait de Fève, qu'on remplace toutes les heures, et la morphine est continuée toute la nuit.

Depuis cette époque, avec les suppositoires pour tout traitement, le malade guérit peu à peu ; mais il a présenté de la rigidité musculaire jusqu'au 1er novembre. Les suppositoires furent à peu près éloignés, puis supprimés; de petits abcès se manifestèrent là où les injections avaient été multipliées. Le malade sortit le 30 novembre.

Dans ce cas la gravité du tétanos était bien évidente, et la Fève de Calabar qui a fait manifestement avorter les accès, a réussi par là même à empêcher l'asphyxie et mis obstacle à la terminaison funeste.

En résumé, nous voyons par les observations que nous avons rapportées, qu'il y a un antagonisme très manifeste entre les symptômes tétaniques et la médication par le Calabar. Mais si, dans les quatre cas mentionnés, le médicament a triomphé de la maladie, il n'en est pas toujours de même, et il est arrivé souvent qu'une terminaison fatale a suivi le traitement, c'est ainsi que nous avons pu voir, alors que nous étions externe à l'hôpital Cochin, quatre tétaniques, traités par l'ésérine, qui, tous ont succombé victimes de leur affection. Devons-nous attribuer ces cas malheureux ou à la médication, ou à la constitution du malade? Nous ne nous prononcerons pas; mais nous nous bornerons à constater que l'ésérine n'avait jamais été donnée avec régularité et que la dose prescrite n'était pas en quantité suffisante pour amener la résolution musculaire.

Cette réflexion nous amène à dire quelques mots du mode d'emploi de la Fève de Calabar. Nous avons montré, dans notre physiologie, que, suivant que la quantité administrée était plus ou moins grande, les effets étaient différents. Ainsi, à doses faibles, mais répétées fréquemment, on obtient une détente musculaire; à doses fortes, les effets sont complètement opposés, la résolution musculaire est remplacée par des convulsions toniques et cloniques. C'est cette indication qui a été le point de départ de l'emploi de l'agent thérapeutique dans le tétanos.

On a administré la Fève de Calabar sous de nombreuses formes. Giraldès, Bouchut, Germain Sée ont employé la poudre résultant de la trituration de la Fève, à la dose de 40 à 50 centigrammes en potion ou en pilules. Watson prescrivait 2 ou 3 centigrammes d'extrait alcoolique ; enfin, Wée et Leven se sont servis surtout du principe actif de la Fève de Calabar, l'ésérine. Toutes ces préparations ont donné de bons résultats mais la médication ésérique a le plus de succès à son actif, c'est donc à elle que nous donnons la préférence.

On a employé, au début, l'ésérine, à l'état de chlorhydrate, mais cette préparation est peu stable, et on l'a remplacée avantageusement par le sulfate. Le sulfate d'ésérine, en solution fraîchement préparée possède toutes les propriétés que nous avons étudiées plus haut, il est alors incolore ; mais au bout de quelques jours, il prend une coloration rouge, qui tend de plus en plus au rouge sombre ; il ne possède plus alors la même énergie ; ses propriétés deviennent d'autant moins actives que la préparation est plus ancienne. Nous avons voulu nous-même expérimenter le degré d'action du médicament avec deux solutions différentes : Pour cela nous nous sommes servis d'une première solution, que nous avons fait préparer sous nos yeux, et d'une seconde datant d'un mois. Nous avons pris une quantité égale des deux solutions (cinq milligrammes) et nous les avons injectées à deux lapins de même âge, de même grosseur et de même poids. Un quart d'heure après notre injection, le lapin, auquel nous avions administré la solution récente, mourait au milieu de convulsions et de contractures. Une heure seulement après expirait le second lapin qui avait reçu la préparation ancienne. Notons que chez les deux animaux soumis à l'épreuve, les spasmes se sont manifestés cinq minutes environ après l'injection, et que chez le second les convulsions ont été moins fréquentes et surtout moins intenses.

Cette observation nous indique d'une façon bien évidente combien plus grande est l'efficacité de la solution fraîchement préparée, et ce point important ne devra jamais être oublié quand on soumettra le malade à une médication ésérique.

La quantité d'ésérine à administrer ne peut pas être déterminée d'une façon absolue, car la dose varie pour chaque cas. C'est ainsi que chez le malade qui fait le sujetde notre première observation, 0 gr. 01 a amené le résultat cherché ; alors que chez notre second malade 0 gr. 008 ont suffi. Quoi qu'il en soit de la quantité, il nous semble bon de commencer par des doses faibles, 0 gr. 001, par exemple, afin d'éprouver la susceptibilité du tétanique. Si cette prise est bien supportée, on pourra l'augmenter progressivement et régulièrement jusqu'à ce que vienne la détente musculaire. Dès que les contractions auront disparu et les spasmes diminué de fréquence et d'intensité, on affaiblira la dose ; mais toujours d'une manière régulière et progressive.

Quant au mode d'administration du médicament, les opinions sont partagées, Les uns ont voulu donner la préférence à la méthode gastro-intestinale, d'autres à la méthode hypodermique. Nous nous rangeons d'une façon absolue du côté de ces derniers, et pour les raisons suivantes, qui nous semblent avoir une réelle valeur : tout d'abord, la Fève de Calabar agit moins vite lorsqu'elle est administrée par la bouche, et, à notre avis, contre les douleurs atroces qu'endure le malade, on ne saurait lutter trop promptement ; d'un autre côté, les vomissements qui se manifestent à la suite de l'absorption de la dose ordonnée ne viendraient-ils pas expulser une partie du médicament, et par cela même neutraliser un peu ou beaucoup son effet ? De plus, si nous tenons compte de la facilité avec laquelle se pratiquent, sans aucun inconvénient pour le sujet, les injections hypodermiques, nous aurons, je crois, tout avantage à adopter cette méthode plus sûre pour le dosage et plus prompte dans ses effets.

CONCLUSIONS

Des résultats obtenus, on peut conclure que :

I. — La Fève de Calabar, ou son principe actif l'ésérine, atténue les convulsions tétaniques.

II. — Son action prolongée régulièrement et progressivement peut amener la disparition complète des accidents.

III. — Les solutions fraîchement préparées agissent plus rapidement et plus efficacement que les solutions anciennes.

IV. — Les injections hypodermiques doivent être préférées.

INDEX BIBLIOGRAPHIQUE

Bourneville. — De l'emploi de la Fève de Calabar dans le traitement du Tétanos. Mouvement médical, 1867 et 1868.

Cl. Burnam. — The Lancet, 29 janvier 1881.

Charrier. — De l'emploi du Calabar. Thèse, 1881.

Dujardin-Baumetz. — Dictionnaire de Thérapeutique. 4e fascicule, 1884.

Grisolle. — Pathologie interne.

Giraldès. — Bulletin de Thérapeutique, 1863. — Communication faite au Congrès de Rouen, 1863.

Labadie-Lagrave. — Revue des Sciences médicales, 1879. — Bulletin de Thérapeutique, 1879.

Le Dentu. — Dict. de médecine et de chirurgie pratiques ; art. Fève de Calabar. Tome xiv.

Le Fort. — Dict. encyclopédique des Sciences médicales ; art. Calabar. Tome xi.

Maestrati. — Traitement du Tétanos. Thèse, 1884.

Martin-Damourette. — Journal de Thérapeut., 1875. Gazette des Hôpitaux, 1874.

Navarro. — Etude sur la Fève de Calabar. Thèse, 1869.

Richelot. — Thèse d'agrég., 1875.

RABUTEAU. — Thérapeutique.

SILBERMANN. — Gazette des Hôpitaux, 1881.

WÉE. — Thèse, 1865.

WATSON. — Bulletin de Thérapeutique, 1867.

HAVRE. — IMPRIMERIE DU COMMERCE, 3, RUE DE LA BOURSE

www.ingramcontent.com/pod-product-compliance
Ingram Content Group UK Ltd.
Pitfield, Milton Keynes, MK11 3LW, UK
UKHW021128230726
13926UKWH00002B/670